SUR UN CAS
DE

RUPTURE DU DIAPHRAGME

ET DU POUMON

SANS FRACTURE DE COTE

PAR H. DÉSIR DE FORTUNET
Interne des hôpitaux de Lyon.

Les ruptures du diaphragme et du poumon sans fracture de côte sont assez peu fréquentes pour que le fait suivant puisse, à défaut de tout autre intérêt, présenter au moins celui de la rareté.

Observation. — François V..., 35 ans, environ, fut transporté à l'Hôtel-Dieu dans le service de M. D. Mollière, le 17 novembre dernier, à dix heures et demie du soir.

Immédiatement l'interne de garde fut appelé près de lui. D'après les renseignements fournis par les personnes qui l'accompagnaient, on apprit que cinq heures auparavant cet homme avait été tamponné par un vagon à la gare de Décines, station située sur la ligne de Lyon à Saint-Genix-d'Aoste.

L'accident était arrivé dans les circonstances suivantes : deux vagons de marchandises se trouvant à une distance de deux mètres environ, on voulut les rapprocher. V... avait déposé son vêtement sur l'un des crochets qui servent à réunir les voitures. Au moment où plusieurs hommes allaient pousser le vagon, il crut avoir le temps de retirer rapidement ce qui lui appartenait ; mais au moment où il tendait le bras, il fut fortement frappé au niveau de la région hépatique. Il se rejeta en arrière et évita ainsi d'être serré entre les deux vagons.

Immédiatement le blessé pâlit en poussant un cri d'an-

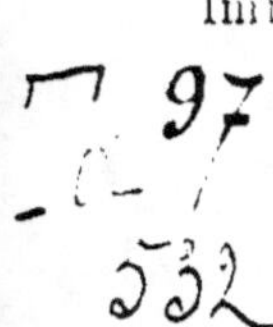

goisse. On le transporta dans une salle d'attente, et le docteur Royer, médecin de la Compagnie, fut aussitôt appelé.

Lorsqu'il arriva, le blessé était dans un demi-coma, la face extrêmement pâle et tout le corps couvert d'une sueur froide ; la respiration très irrégulière s'arrêtait par instant. Le pouls était petit et rapide. Pas de plaie extérieure. Pas de fracture de côte. Depuis l'acident il n'avait pas eu d'hémoptysie. Déposé sur un brancard, il fut, par le premier train, transporté à l'Hôtel-Dieu.

Examen du malade. — A son entrée le malade présente tous les signes d'une hémorrhagie interne. Comme lésions extérieures, on ne trouve que la trace d'une contusion au niveau de la septième côte droite. Pas de fracture de la colonne ou des membres. Le malade ne répond plus aux questions qu'on lui pose ; il est agité et ne veut pas rester dans le décubitus dorsal. Il se met à genoux la tête appuyée sur son oreiller. Tout le corps est froid et couvert de sueur.

Le pouls n'est plus perceptible à la radiale ; le cœur cependant se contracte régulièrement et avec force. Plusieurs mouvements respiratoires très étendus se succèdent avec rapidité pour se suspendre ensuite presque complètement. A l'auscultation du poumon on trouve du côté gauche des signes d'hémo-pneumo-thorax. A la base, le tintement métallique surtout est très net ; c'est un véritable gargouillement. Dans la région supérieure de la poitrine, la respiration s'entend mieux ; elle est normale dans toute la hauteur du poumon droit. L'abdomen n'est pas déprimé, ni le thorax soulevé.

Pas d'expectoration sanguinolente.

Traitement : linges chauds, potion cordiale, deux piqûres d'éther.

Une demi-heure après, le malade meurt sans présenter d'autres symptômes.

Autopsie médico-légale faite par M. le docteur Coutagne le 19 novembre, 28 heures après la mort.

Examen externe. Rigidité cadavérique encore assez accusée ; on commence à voir apparaître une teinte verdâtre des téguments au niveau des fosses iliaques.

Pâleur générale de la face et des muqueuses accessibles. Un liquide sanguinolent s'échappe de la bouche entr'ouverte.

Sur la poitrine, vaste empreinte parcheminée offrant la forme d'un angle droit. La branche horizontale mesure une longueur de 20 centimètres Son extrémité va jusqu'à 4 centimètres à gauche de la ligne médiane. L'angle se trouve à droite au niveau du septième espace intercostal. La branche verticale, longue de 8 centimètres, descend jusqu'à la douzième côte sur la ligne axillaire. Sur la région fessière droite deux petites érosions sans importance. Aucune trace de violence à la tête, au cou, dans la région dorsale et sur les membres.

A l'orifice uréthral suinte du sperme.

Thorax et abdomen. — Au niveau de la fosse iliaque droite, infiltrations sanguines dans les muscles et leurs aponévroses.

Les intestins sont recouverts d'une grande quantité de sang remplissant les parties déclives et le petit bassin.

En introduisant la main dans la partie supérieure de l'abdomen, on constate une large déchirure du diaphragme. L'estomac fait en partie hernie dans la cavité thoracique. Hémorrhagies diffuses dans les parois du côlon transverse.

La rate, les reins, le foie sont intacts; aucune déchirure à leur surface.

A gauche de la ligne médiane le diaphragme offre un large orifice à bords irréguliers, intéressant la partie musculaire en arrière du centre phrénique. Infiltration sanguine au voisinage de la lésion. Du même côté le poumon est adhérent à sa base. Par l'orifice du diaphragme on aperçoit à la surface du poumon trois déchirures très rapprochées, longues de 5 à 6 centimètres et profondes de 1 à 2 centimètres.

Toute la surface du poumon gauche est couverte de caillots épais et fortement adhérents. Dans la cavité pleurale, outre ces caillots très nombreux, dont une partie est fixée au feuillet pariétal, existe encore une certaine quantité de sang liquide. Dans l'épaisseur des caillots sont englobées des bulles d'air en grande quantité.

Pas d'épanchement dans le péricarde. Peu de sang dans les cavités ventriculaires. Les valvules sont saines.

Pas de fracture de côte. La colonne vertébrale est intacte. Pas d'ecchymoses dans les masses musculaires prévertébrales.

Cerveau légèrement congestionné.

De prime abord il semble qu'en dehors des cas où il y a plaie pénétrante, les ruptures du diaphragme doivent se présenter lorsqu'à la suite d'un violent traumatisme une ou plusieurs côtes ont été fracturées; l'extrémité du fragment venant alors produire directement des lésions au niveau des attaches musculaires, le mécanisme de ces déchirures est des plus simples à saisir. D'après Malgaigne cependant, ces cas seraient de beaucoup les moins fréquents. Il se base sur ce fait qu'à peu près toujours la solution de continuité siège du côté gauche et à l'union des fibres musculaires et du centre phrénique, tandis que l'on a bien rarement signalé la communication entre l'abdomen et le thorax par un orifice situé près de la fracture. De plus, on comprend jusqu'à un certain point que les parois thoraciques étant rompues et les insertions musculaires devenues par là même plus mobiles, la voûte diaphragmatique puisse s'élever plus facilement et céder à la pression des organes abdominaux.

La fréquence des déchirures à gauche trouve son explication, suivant l'opinion de Després, « dans le défaut d'attaches serrées entre le diaphragme et les organes situés au-dessous ». A droite, au contraire, le foie, solidement fixé par les replis du péritoine, amortit le choc en le répartissant sur une plus large surface; aussi n'est-il pas rare de trouver, à la suite d'un violent traumatisme des parois abdominales, cet organe déchiré dans tous les sens alors que le diaphragme n'était pas intéressé. C'est ainsi que dernièrement le docteur Heinzelmann a pu réunir 148 cas de déchirures du foie sans que les autres viscères soient atteints.

A côté de ces lésions hépatiques qui sont en quelque sorte la règle et que, certainement, les médecins des Compagnies de chemins de fer doivent assez souvent être appelés à constater, qu'on nous permette d'opposer le fait suivant observé en 1844 à l'Hôtel-Dieu de Lyon dans le service de Pétrequin. Un ouvrier piémontais âgé de 47 ans est renversé par un éboulement de terre. Aussitôt on le transporte à l'hôpital, où l'on constate une fracture de la cinquième côte droite avec dyspnée très vive. La percussion et l'auscultation du thorax ne donnent aucun signe important à noter. Les jours suivants la matité apparaît à la base de la cavité thoracique et remonte progressivement ; en même temps le murmure vésiculaire disparaît dans la même étendue. Le malade meurt suffoqué douze jours après l'accident. A l'autopsie on trouve le diaphragme fendu dans sa moitié droite sur une longueur de 20 centimètres. La cavité pleurale correspondante est presque complètement remplie par plusieurs anses du côlon et par tout le lobe droit du foie qui, du reste, n'offre aucune déchirure à sa surface. C'est peut-être l'unique observation où la rupture du diaphragme du côté droit n'ait pas coïncidé avec des lésions plus ou moins profondes du foie.

Dans le fait qui nous occupe, le coup avait porté à droite au niveau du septième espace ; le foie était cependant intact, mais la rupture du diaphragme s'est produite du côté opposé.

Si cette lésion a souvent son origine dans un traumatisme, une violente contraction du muscle au moment d'un effort peut aussi en déterminer la production. Tantôt c'est une jeune femme qui, tout à coup saisie de frayeur pendant les douleurs d'un accouchement laborieux, jette un cri plaintif et expire aussitôt en donnant le jour à son enfant ; tantôt c'est un homme qui, après avoir pris un émétique violent, a des convulsions subites et périt en peu d'instants. Devergie rapporte aussi le fait suivant : un Allemand d'une force athlétique aidait à descendre dans un cave profonde une forte pièce de bière ; il se tenait au-dessous d'elle. Deux hommes lâchent trop rapidement la corde qui la retenait ; cet homme, croyant qu'il allait avoir à en soutenir tout le poids, fait un effort considérable pour la retenir. Au même instant il tombe sans connaissance, roule au fond de la cave et meurt en jetant deux ou trois soupirs bruyants. Dans tous ces cas l'autopsie montre que le centre phrénique seul était rompu, et du côté gauche.

Au contraire, lorsque la lésion est produite par une violence extérieure, comme dans le cas qui nous occupe, c'est le plus souvent la partie musculaire qui est affectée. A la fin du siècle dernier le conducteur de la diligence de Paris à Calais tombe de l'impériale sur le pavé et meurt presque aussitôt. A l'autopsie, on trouve une crevasse s'étendant du sternum au centre tendineux de ce muscle. Se basant sur des faits semblables et sur des expériences de rupture des muscles longs, Malgaigne émettait l'opinion peut-être trop absolue que la portion musculaire cédait au moment de l'expiration, tandis que la rupture du centre phrénique reconnaissait pour cause une contraction trop violente.

Dans presque toutes les observations que nous avons pu recueillir la mort a été immédiate. Partout il est noté que le blessé pousse quelques cris et expire aussitôt. Le fait de M. Derrecagaix, rapporté dans le *Journal de chirurgie*, et celui de Pétrequin montrent cependant que la survie peut être de quelque durée. Un charpentier tombe du dôme des Invalides sur des échafaudages ; il reprend ses travaux au bout de six mois quoiqu'il conservât encore une toux fréquente, une respiration difficile et une douleur du côté gauche. Quinze jours après, il fait une nouvelle chute de quinze pieds de haut et se fracture sept côtes. On le transporte à l'Hôtel-Dieu et trois jours après le malade était encore dans un état assez satisfaisant. Bientôt il fait une nouvelle chute de son lit et meurt en peu d'heures. A l'ouverture de l'abdomen on trouva un centre aponévrotique du diaphragme, une ouverture dont les bords étaient cicatrisés ayant deux pouces et demi d'étendue. Dans un autre cas le malade aurait pu, après l'accident, faire plusieurs kilomètres à pied ; mais Devergie lui-même conteste la véracité du fait publié dans les *Archives générales de médecine* de 1834.

A l'autopsie de notre blessé nous n'avons pu constater, autant que la chose a été possible, la lésion d'aucun gros tronc artériel ou veineux ; très probablement le sang épanché dans le péritoine et la plèvre provenait des artères sous-diaphragmatiques qui nourrissent la partie postérieure du diaphragme. L'épanchement s'est fait relativement lentement, ce qui a donné au malade une survie de cinq heures et demie. Mais au moment de son entrée à l'hôpital, le choc de l'ondée sanguine n'était plus perceptible à la radiale, bien que les contractions cardiaques fussent énergiques et régulières.

Nous regrettons qu'à ce moment notre attention n'ait pas été attirée sur un symptôme qui, plusieurs fois, permit à Percy de diagnostiquer même sur le cadavre une rupture du diaphragme. Nous voulons parler de cette expression particulière de sa physionomie, de ce rire convulsif que conservent après la mort les individus affectés pendant la vie d'une lésion semblable. Parmi les cadavres des Prussiens morts au fort de Bitche, en 1793, Percy en remarqua un dont la face était riante et les yeux entr'ouverts. Il était du nombre de ceux qui s'étaient précipités du haut d'un rocher assez élevé. Il avait dû tomber sur les pieds, car tous les deux étaient luxés. Ses prévisions furent confirmées ; à l'autopsie il trouva le diaphragme déchiré en tous les sens et les organes abdominaux faisaient hernie dans la cavité thoracique. Quelques mois plus tard, alors que l'armée française marchait sur Trèves, le même chirurgien trouva sur la route le cadavre d'un jeune soldat autrichien. Il avait les paupières entr'ouvertes et les commissures labiales attirées en arrière. Le cadavre est transporté à l'hôpital autrichien; les soldats blessés reconnaissent leur camarade et disent qu'il est mort pour avoir reçu du caporal un coup de crosse dans la poitrine. De nouveau Percy put constater une large crevasse du diaphragme.

Nos souvenirs ne sont pas suffisamment précis pour affirmer que notre blessé présentait le même symptôme ; mais ce que nous avons pu noter sans être prévenus, c'est qu'il maintenait constamment la bouche entr'ouverte et les paupières relevées. Du côté du thorax tous les auteurs notent également l'évasement de la poitrine et l'affaissement du bas-ventre par déplacement des organes abdominaux.

Restent les lésions pulmonaires. D'après Gosselin, lorsqu'il n'y a pas de fracture de côte, les ruptures du poumon surviennent uniquement au moment d'un effort lorsque les vésicules sont remplies d'air et la glotte fermée. Le poumon, alors pris entre l'air qui constitue un véritable plan résistant et le choc extérieur, subit des altérations plus ou moins étendues. Dans l'observation précédente, il semble à peu près certain que le blessé, au moment où il a été frappé, ne faisait aucun effort ; aussi est-il difficile d'expliquer les ruptures trouvées à l'autopsie par le mécanisme de Gosselin. Par contre, nous avons constaté au niveau de la base des adhérences assez intimes, restes d'une pleurésie ancienne. Cette union anormale du poumon à la plèvre diaphragmatique n'est probablement pas étrangère à la formation de ces ruptures. Au moment où s'est produite la crevasse du diaphragme, le poumon a été fortement tiré dans tous les sens et son parenchyme a cédé.

Notons en terminant que tout le poumon était couvert d'un énorme caillot de consistance gélatineuse. Cette coagulation dans la cavité pleurale vient à l'encontre de certains faits dernièrement rapportés dans lesquels l'épanchement sanguin serait constamment resté liquide malgré son mélange à une certaine quantité d'air.

BIBLIOGRAPHIE.

Henocque, *Dict. des sc. méd.*
Desprès, *Dict. de méd. et de chirurg.*
Desault, *Journ. de chirurg.*, t. III.
Percy, *Dict. en 60 vol.*
Arch. de méd., 1824, t. VI.
Devergie, *méd. légale.*
Bérard et Cloquet, *Dict. en 30 vol.*
Journ. de méd., 1819.
Malgaigne, *Anat. chirurg.*
Gosselin, *Mém. Soc. chirurg.*, t. I.
Poulet et Bousquet, *Path. externe.*
Follin, *Path. ext.*
Courtois et Joubin, th. de Paris, 1873.
Heinzelmann, *Friedreich's Blätter für gerichtliche medecin*, septembre 1886.
Vidal (de Cassis), *Traité de path. ext.*, t. IV.
Olivet, *Journal de méd. de Lyon*, juillet 1844.

Lyon. Assoc. typ., rue de la Barre, 12. — F. Plan. directeur.

www.ingramcontent.com/pod-product-compliance
Lightning Source LLC
LaVergne TN
LVHW012026170826
845678LV00004BA/1643

9782329618821